CONTRIBUTION A L'ÉTUDE

DES RAPPORTS DU

PIED BOT CONGÉNITAL

AVEC

L'HYDROCÉPHALIE ET L'HYDRORACHIS

PAR

Émile PUJOL

Docteur en médecine de la Faculté de Paris

PARIS

G. STEINHEIL, ÉDITEUR

2, RUE CASIMIR-DELAVIGNE, 2

1890

CONTRIBUTION A L'ÉTUDE

DES RAPPORTS DU

PIED BOT CONGÉNITAL

AVEC

L'HYDROCÉPHALIE ET L'HYDRORACHIS

PAR

Émile PUJOL

Docteur en médecine de la Faculté de Paris

———

PARIS

G. STEINHEIL, ÉDITEUR

2, RUE CASIMIR-DELAVIGNE, 2

—

1890

A LA MÉMOIRE DE MA MÈRE ET DE MON PÈRE

A MA SŒUR

A MA TANTE, A MON ONCLE LE Dr ROUMINGAS

A MES PARENTS, A MES AMIS

À MON PRÉSIDENT DE THÈSE

M. LE PROFESSEUR PANAS

A M. LE DOCTEUR MAYGRIER

Professeur agrégé à la Faculté de médecine
Accoucheur de l'hôpital de la Pitié

CONTRIBUTION A L'ÉTUDE

DES RAPPORTS DU

PIED BOT CONGÉNITAL

AVEC

L'HYDROCÉPHALIE ET L'HYDRORACHIS

INTRODUCTION

Pendant que nous faisions notre stage dans le service d'accouchements de la Pitié, nous fûmes témoin d'un cas assez rare de dystocie, occasionnée par la rétention de la tête dernière au détroit supérieur. Il y avait hydrocéphalie en même temps que pieds bots.

Notre maître, M. le Dr Maygrier nous donna l'idée de rechercher, dans notre thèse inaugurale, quels rapports il pouvait y avoir entre ces deux malformations.

Nous avons étendu notre cadre et nous avons compris dans nos recherches le spina-bifida qui a, avec l'hydrocéphalie, l'analogie la plus complète et qui est sous la dépendance des mêmes causes. Et d'ailleurs il est impossible d'affirmer qu'en même temps que l'hydrorachis il n'existe pas un certain degré d'hydrocéphalie. L'hydrocéphalie est quelquefois latente et ne se révèle qu'à l'autopsie. Aussi avons-nous cru ces raisons assez fortes pour comprendre les deux affections dans une description commune.

Nous n'apportons rien de nouveau. L'examen microscopique du tissu nerveux et des muscles n'a pu être fait. Les détails de notre observation se retrouvent dans les faits qui ont été publiés. Mais ces faits sont épars dans les journaux et les recueils des sociétés savantes. Il n'existe depuis Béclard et J. Guérin, aucun travail d'ensemble sur la question.

Nous avons cherché à recueillir le plus de matériaux et à les condenser dans le petit nombre de pages que comporte notre thèse. Nous avons soigneusement dépouillé les observations publiées par les divers auteurs et nous avons tâché d'en dégager une idée générale, de nous faire une opinion sur le sujet.

Tous nos efforts ont porté sur les recherches bibliographiques. C'est par là d'ailleurs que notre travail pourait avoir quelque utilité. Et nous serons satisfait si ceux qui, plus tard, traiteront du même sujet peuvent y trouver quelques secours.

C'est ainsi que nous nous présentons devant nos juges. Nous leur demanderons de tenir compte de notre bonne volonté et nous espérons qu'ils seront indulgents.

Nous prions M. le professeur Panas de recevoir le témoignage de notre profonde gratitude pour l'honneur qu'il nous a fait en acceptant la présidence de cette thèse.

Nous adressons à notre maître, M. le professeur May-grier, nos plus vifs remerciements pour l'intérêt qu'il nous a témoigné durant le temps que nous avons été son élève. Nous n'oublierons pas les conseils éclairés et les savantes leçons qu'il nous a donnés et pour lesquels nous lui gardons toute notre reconnaissance.

Nous remercions aussi M. Lelièvre pour l'empresse-ment avec lequel il s'est mis à notre disposition toutes les fois que nous avons eu recours à lui, et M. Brodier pour le soin qu'il a apporté à l'étude anatomo-patholo-gique du sujet.

DIVISION DU SUJET

Nous avons divisé notre travail en 3 chapitres :

I. — Tout d'abord nous donnerons un exposé des observations que nous avons recueillies dans les auteurs et de celle que nous avons eu nous-même l'occasion de suivre.

II. — En second lieu nous faisons un essai d'historique sur la question.

III. — Et, enfin, nous essayons de résumer dans un dernier chapitre l'état actuel de nos connaissances dans la matière et de donner quelques explications à l'appui de notre opinion.

Nous n'avons pas cru devoir ajouter un chapitre pour l'anatomie pathologique. La question est traitée dans tous les ouvrages spéciaux et cette répétition eût été inutile puisque les lésions que nous aurions décrites se trouvent dans les observations.

CHAPITRE PREMIER

Observations.

Divers travaux ont été faits dans lesquels on expose les malformations diverses que l'on rencontre avec l'hydrocéphalie. La thèse d'agrégation de Herrgott en renferme plusieurs exemples. Nous ne voulons ici nous occuper seulement que des cas où il y a des pieds bots.

Bourgarel a publié, en 1842 (*Arch. de méd. navale*), un cas dans lequel il existait un double pied bot avec contracture des muscles de la patte d'oie.

Obs. I. — *Hydrocéphalie, double pied bot*.

« … Examen du fœtus. — Le fœtus est bien développé, il pèse 2,900 gr. Sa mort est évidemment récente. Il existe un double pied bot et une contracture des adducteurs et des muscles de la patte d'oie de la cuisse gauche.

Le cuir chevelu est très épais, œdématié ; le tissu cellulaire renferme encore dans ses mailles de la sérosité, le décollement est manifeste au niveau du bregma. Au-dessus de l'occipital et sur une partie de la bosse pariétale gauche, l'infiltration est noirâtre ; c'est la bosse sérosanguine qu'on trouve après tout accouchement laborieux.

Le cuir chevelu forme une vaste poche dans laquelle on trouve les os du crâne bien conformés.

Obs. II. — *Hydrocéphalie, malformation des membres* (Golay).

« ... Autopsie du fœtus. — Fracture du crâne ; hydrocéphalie congénitale, épanchement sanguin intra-rachidien ; péritonite partielle, malformation des membres.

Le fœtus est atteint d'hydrocéphalie et présente une malformation des quatre membres. Il pèse 5,500 gr. et mesure 55 cent. du sinciput aux talons...

...Le pied droit est un pied bot varus très prononcé. Son bord externe regarde directement en bas et la plante du pied en arrière ; le bord interne du talon est appliqué contre la malléole interne. Aussi, la jambe droite mesurée du pli du jarret au talon est-elle d'un centimètre plus courte que la gauche.

Le pied gauche est équin varus.

Les deux genoux sont des genu valgum. Les deux jambes sont dans l'extension forcée et toutes deux un peu déjetées en dehors. On peut, en outre, leur imprimer des mouvements de latéralité assez considérables.

Les membres supérieurs paraissent assez bien conformés ; si leurs surfaces articulaires sont le siège de quelques déformations elles doivent être fort légères. Ce qui frappe dans l'attitude de ces membres, c'est leur flexion générale et leur rigidité ; les avant-bras sont fléchis sur les bras, les mains sur l'avant-bras, les doigts dans la paume de la main. Les muscles fléchisseurs sont le siège d'une rigidité considérable qui empêche de ramener les parties dans leur rectitude normale. Les biceps surtout paraissent violemment rétractés et leur tendon forme au pli du coude une saillie sous forme d'un cordon très dur. Il en résulte un élargissement antéro-postérieur considérable de l'articulation... (Golay, *Annales de gynécologie*).

En 1852, Gosselin présenta à la Société de biologie un fœtus cyclope avec hydrocéphalie et atrophie considérable du cerveau. Il y avait un double pied bot, mais pas de spina-bifida.

M. le professeur Pinard lut, en 1873, à la Société anatomique, l'observation d'un fœtus pseudencéphale qui portait, avec plusieurs malformations, un double pied bot.

Haimes rapporte que dans un cas d'hydrocéphalie, le fœtus offrait des vices de conformation remarquables. La tête était très volumineuse et non seulement il était hydrocéphale, mais avait encore un spina-bifida dans la région lombaire de la colonne vertébrale ; cette colonne était de plus fortement courbée en avant, le thorax bombé dans la même direction. Enfin, les membres étaient contournés d'une manière défectueuse (*Journal gén. de méd.*, tom. XIX, p. 305).

OBS. III. — DEPAUL, *Bull. Soc. Anat.*, 1842.

M. Depaul présente à la Société anatomique un enfant né à terme et présentant plusieurs monstruosités. D'abord, c'est une entroversion de la véssie, le pénis manque, mais on sent les testicules dans le scrotum. En arrière, au niveau de l'anus imperforé, on ne voit qu'un petit tubercule comme une cicatrice. Le rein droit est remplacé par une poche multiloculaire de la partie inférieure de laquelle part un prolongement qui doit être l'uretère. Le rein gauche est sain. L'intestin, à un pouce au-dessus de l'anus, a contracté des adhérences avec la paroi postérieure de la vessie ; il y a là une ouverture par laquelle s'échappaient à la fois l'urine et les matières fécales. L'enfant avait de plus deux pieds bots, un spina-bifida de la région sacrée et une quantité assez considérable de sérosité dans le cerveau. Il vécut 10 jours.

Houel, dans la *Gazette des Hôpitaux* de 1873, a donné la description d'une observation qu'il avait eu l'occasion de faire sur un fœtus qui avait vécu quelques jours.

Obs. IV. — *Hydrocéphalie légère, spina-bifida, double pied bot.*

Enfant mâle, né à huit mois et demi environ, ayant vécu quelques jours. La moitié supérieure du corps est bien conformée, la moitié inférieure présente : 1° un spina-bifida ; 2° une double luxation coxo-fémorale congénitale ; 3° un double pied bot varus très prononcé.

Spina-bifida. — La poche du spina-bifida qui offrait le volume d'un œuf de poule occupe la partie supérieure de la face postérieure du sacrum. Elle était ulcérée et les membranes étaient détruites dans plusieurs points. Elle était donc affaissée au moment de l'accouchement. On constate que l'orifice de communication avec le canal sacré est étroit. Il admet à peine un petit stylet de trousse que l'on peut cependant faire pénétrer jusque dans le canal sacré. La paroi interne est tapissée par les membranes rachidiennes au-dessous desquelles on observe plusieurs filaments nerveux dont deux assez volumineux, l'un à droite, l'autre à gauche, finissant par devenir libres dans la cavité de la poche et vont se perdre dans l'épaisseur de ses parois.

Luxations congénitales des deux fémurs. — Les deux membres abdominaux contrastent d'abord avec le reste du corps par leur amaigrissement notable ; de plus, ils sont rigides. Les articulations du genou présentent à peine quelques mouvements de flexion et d'extension. Ils sont en outre incurvés à concavité antérieure et ils étaient au moment de l'accouchement fortement infléchis sur la partie antérieure du corps. Cette inflexion des cuisses avec extension forcée des jambes plaçait les deux pieds sur les côtés de la tête.

Impossibilité d'étendre la cuisse sur le bassin, la peau de la partie supérieure et antérieure de la cuisse, sur les deux côtés du triangle de Scarpa, fait deux reliefs qui, sous forme de bride très tendue, s'oppose à l'extension. En même temps en arrière au niveau de la fesse on aperçoit une saillie très sensible sous la peau et qui est constituée par la tête du fémur.

La dissection de la cuisse pratiquée sur un des côtés seulement, les deux étant identiques d'aspect extérieur, a démontré d'abord au niveau des deux plis cutanés situés de chaque côté du triangle de Scarpa que le tissu cellulaire et le derme cutané étaient plus denses, plus rétractés ; et c'est leur rétraction qui, pendant l'extension produisait les deux cordes signalées.

La tête fémorale légèrement aplatie repose sur la cavité cotyloïde qui est trop petite pour la contenir ; elle est maintenue dans cette position par le ligament orbiculaire qui est intact et bien conservé.

Absence absolue des muscles fessiers ; à leur place existe un coussinet graisseux qui double la peau et il est impossible d'y trouver trace de fibres musculaires.

La face interne de l'os iliaque est bien développée et normale ; le grand trochanter est libre de toute insertion musculaire. Le muscle pyramidal fait aussi défaut ; les muscles obturateur, jumeau et carré crural existent, mais un peu atrophiés. Les autres muscles de la cuisse sont normaux.

Nous verrons plus loin que dans notre observation, il y a quelques détails identiques à ceux du cas de Houel.

OBS. V: — LAUNAY (Th. de DELEFOSSE).

M. Launay, en décembre 1859, présente à la Société anatomique un spina-bifida. L'enfant est du sexe masculin, né le 29 novembre 1859 ; il entre à l'hospice des Enfants-Assistés, le 12 décembre.

Il présentait à la réunion de la région lombaire avec la région sacrée une tumeur du volume d'une pomme de moyenne grosseur. Vers la partie moyenne de la tumeur l'enveloppe cutanée offrait un épaississement marqué. Deux excoriations rouges, saignantes existaient l'une au-dessus, l'autre au-dessous de cet épaississement.

Le membre inférieur du côté droit était paralysé du mouvement et de la sensibilité; celui du côté gauche avait conservé la faculté de se mouvoir, mais la sensibilité y paraissait émoussée. Cependant en le pinçant un peu fort on faisait pousser des cris à l'enfant, et il remuait son membre pour le soustraire à la douleur. Il y avait aussi à gauche un commencement de pied bot équin.

L'enfant était hydrocéphale; il meurt le 15 décembre.

Autopsie. — La tumeur de la région lombo-sacrée est disséquée avec soin. La poche étant ouverte par une incision donne issue à une petite quantité de liquide séreux, complètement transparent. On peut voir que la paroi interne de la poche est lisse, unie, évidemment tapissée par le feuillet pariétal de l'arachnoïde. A la partie moyenne de la tumeur, au point où l'on avait, pendant la vie, senti un épaississement marqué, on trouve la moelle adhérente. Elle s'est en quelque sorte repliée sur elle-même. Sortie de la colonne vertébrale par la partie supérieure de l'orifice osseux, elle va s'accoler au fond de la poche puis rentre dans le rachis par la partie inférieure du même orifice. Elle fait une véritable hernie. Les racines nerveuses qui naissent de cette partie recourbée de la moelle offrent une longueur insolite; elles traversent la tumeur et rentrent dans le rachis pour en sortir par les traces des trous de conjugaison. L'orifice osseux est allongé verticalement.

C'est encore à la Société anatomique que Béringier faisait la communication suivante, en décembre 1879.

P.

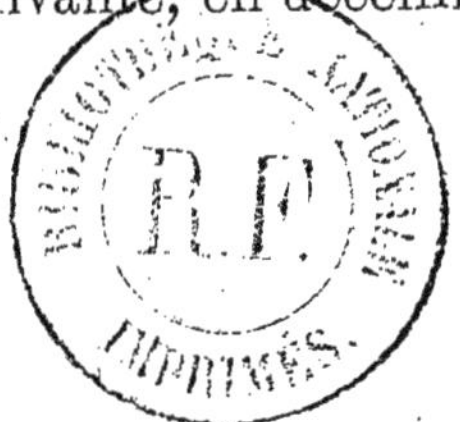

2

Obs. VI. — *Hydrocéphalie, spina-bifida, pieds bots.*

Le 9 août entre à la salle Sainte-Eugénie (hôpital Necker, service de M. le Dr Blachez), Augustine P..., âgée de 10 jours. La mère l'amène parce qu'elle porte depuis sa naissance une tumeur dans le dos.

Cette femme a deux enfants plus âgés, l'un de 7 ans, l'autre de 9 ; tous deux sont bien portants mais présentent un développement anormal du crâne. Pendant sa dernière grossesse elle a été soignée pour un ulcère du col de l'utérus ; le traitement fut interrompu dans la crainte d'un avortement. Le père est épileptique.

L'enfant est petite, ne paraît pas venue à terme. On remarque qu'elle porte un double pied bot varus équin ; en outre il existe entre les os du crâne un écartement anormal ; cet écartement s'étend depuis la partie moyenne du frontal dont les deux moités ne sont pas soudées jusqu'au sommet de l'occipital. La mère attire l'attention sur l'impotence des membres inférieurs. Ces derniers sont en effet complètement paralysés. Lorsqu'on pince l'enfant elle se plaint, mais ne fait aucun mouvement.

A la région dorso-lombaire existe une tumeur oblongue située sur la partie médiane et ne ressemblant pas de prime abord à ce que l'on rencontre en général dans les cas de spina-bifida. Son grand diamètre vertical mesure 6 centimètres, le transversal 5. Cette tumeur possède des limites très nettes, elle fait une saillie considérable au-dessus des téguments voisins. Elle est formée par un bourrelet périphérique épais, d'un rouge violacé, mais constitué très évidemment par de la peau légèrement enflammée.

Autopsie. — Ossification des os du crâne très incomplète, distension des ventricules... La moelle, au niveau de la région lombaire s'épanouissait sur les parois de la poche ; les nerfs de la queue de cheval se voyaient fort bien disséminés qu'ils étaient à la face interne de cette dernière... »

Nous allons décrire dans tous ses détails l'observation suivante, qui a fait l'objet d'une présentation de pièces de la part de M. Maygrier devant la Société obstétricale, et qui est intéressante tant au point de vue qui nous occupe, qu'à celui de l'intervention quand il y a obstacle à l'accouchement.

Obs. VII. — *Hydrocéphalie et pieds bots. — Tête dernière ; cathétérisme du canal rachidien.*

La nommée Louise G..., couturière, d'une bonne santé habituelle, sans antécédents héréditaires et personnels notables, entre à l'hôpital dans les circonstances suivantes : Elle avait été accoucher chez une sage-femme agréée de l'hôpital Saint-Antoine ; le corps de l'enfant qui se présentait par le siège fut extrait. La tête ne put l'être malgré tous les efforts.

En remontant, dans l'existence de cette malade, nous notons qu'elle a été réglée à 13 ans, régulièrement depuis. En 1886 elle devint enceinte, la grossesse suivit normalement son cours et l'accouchement eut lieu le 26 juin 1887. Il fut laborieux ; les douleurs débutèrent le 25 à 11 heures du soir, s'accentuèrent le 26 à midi et l'expulsion eut lieu à 3 heures par le sommet. Le dégagement de la tête se fit lentement mais sans accident ; celui des épaules fut paraît-il retardé par le volume de l'enfant. C'est une fille, actuellement vivante, qui fut allaitée par sa mère, pendant 1 an, et qui n'a marché qu'à 16 mois.

Le retour de couches survint 9 mois après l'accouchement et deux fois de suite les règles furent normales. Après cela elles étaient accompagnées de violentes douleurs. Quelques hémorrhagies abondantes survinrent qui durèrent pendant 6 semaines, les douleurs occupaient plutôt le côté gauche du ventre. Depuis, les menstrues sont devenues régulières, abondantes et douloureuses.

Les dernières règles sont survenues du 21 au 29 avril 1889. La grossesse a suivi son cours ; dès le début la malade a eu des pertes blanches très abondantes.

Le ventre s'est développé d'une manière extraordinaire ; en août il était déjà si gros que la femme et son entourage croyaient à une grossesse gémellaire.

Les mouvements du fœtus sont apparus au commencement de septembre, ils étaient très actifs.

Les renseignements suivants nous sont donnés par la malade, sur le travail, jusqu'à son entrée à l'hôpital.

2 février 1890. Elle a continué à travailler sans jamais être gênée par sa respiration. A neuf heures du soir, étant assise, la rupture des membranes se produit. L'écoulement est très abondant, la malade l'évalue à 2 litres. Elle sort un moment et à 10 heures 30 se rend chez la

sage-femme. A 11 heures 30 les douleurs commencent et deviennent très fortes le 3 février à 1 heure du matin. Vers 2 heures la sage-femme l'examine et reconnaît une présentation du siège ; à 2 heures 30 l'expulsion du tronc a lieu, dégagement artificiel des bras. Les contractions continuent quelques instants et diminuent sans que la descente de la tête fasse des progrès.

La sage-femme introduit la main dans la bouche de l'enfant, mais malgré ses tractions réitérées et énergiques et les efforts de la femme qui pousse sans douleur, on n'obtient aucun résultat.

A 3 heures 30, M. Maygrier prévenu, fait transporter la femme à l'hôpital de la Pitié, où elle arrive à 9 heures 15, après de nouvelles tentatives d'extraction que la sage-femme avait faites avec l'aide de sa sœur, et après bien des retards.

A ce moment la parturiente est très fatiguée, les douleurs ont repris, très fortes. Pouls lent et régulier. Le tronc de l'enfant pend à la vulve, le sacrum tourné vers la cuisse gauche de la mère ; le cordon flasque et mou ne bat plus ainsi que le cœur. On remarque que les deux pieds sont varus et que les deux genoux sont ankylosés dans la rectitude.

Le palper abdominal révèle la présence au-dessus du détroit supérieur d'une tumeur arrondie, dure et rénitente, volumineuse.

Au toucher on trouve la face engagée dans l'excavation, le menton tourné à droite.

On donne un peu de chloroforme à la femme pour calmer ses douleurs et faire des tentatives d'engagement qui sont immédiatement abandonnées. On maintient une demi-anesthésie. A 10 heures, le pouls est lent et la température axillaire 36°,6. Les urines contiennent un précipité assez épais d'albumine.

A midi, M. le D* Maygrier fait le diagnostic d'hydro-céphalie. Au moyen du compas de Baudelocque on prend, à travers les parois de l'abdomen et de l'utérus, la mesure de la tête et l'on obtient 15 cent. pour le dia-mètre transversal (largeur maximum) et pour le dia-mètre vertical, du pubis au sommet de la tumeur.

La femme est placée dans la position obstétricale et M. Maygrier fait l'opération de Van Huevel sur l'enfant, c'est-à-dire le cathétérisme de la cavité crânienne, par le canal rachidien, au moyen d'une sonde en gomme :

1er *temps*. — Incision verticale de 5 cent. au milieu de la région dorsale et dégagement de la colonne vertébrale sur les parties postéro-latérales, au moyen du bistouri.

2e *temps*. — Section du rachis avec les ciseaux de Dubois, au niveau du milieu de la région dorsale.

3e *temps*. — Introduction par le canal rachidien d'une sonde en gomme rigide (n° 24 environ) jusque dans la cavité crânienne.

Il se produit immédiatement un écoulement de li-quide transparent, jaune citrin, dans lequel nagent quelques parties de substance cérébrale ; la pression exercée sur la tête amène l'écoulement complet de ce liquide.

4ᵉ *temps*. — Une traction légère exercée sur les épaules et la bouche de l'enfant amène l'issue de la tête et du placenta, appliqué par sa place fœtale sur le côté droit de la face et du cou de l'enfant.

Le toucher pratiqué immédiatement fait découvrir une déchirure du col intéressant le cul-de-sac latéral droit du côté du ligament large et se prolongeant sur le segment inférieur sans que le doigt puisse atteindre sa limite supérieure.

L'angle sacro-vertébral est accessible. A midi 20 on fait à la malade une injection chaude de plusieurs litres d'une solution de sublimé à 1 : 4000 environ.

On lui donne un régime spécial : Todd, champagne, lait, glace à l'intérieur et sur le ventre, et pilules d'opium. Injections intra-utérines chaudes avec une solution boriquée toutes les heures.

A minuit, l'état de l'accouchée est satisfaisant. A 2 ou 3 reprises, dans la journée, elle a eu quelques vomissements alimentaires sans caractère inquiétant. Elle accuse quelques douleurs continuelles assez vives dans les reins ; rien du côté du ventre. Faciès calme, température 37°, pouls à 80 pulsations, plus fort que dans l'après-midi.

4 février. Matin. La malade n'a pas dormi, elle a depuis minuit des selles diarrhéiques fréquentes et fétides ; faciès bon, bien qu'il marque un certain degré d'abattement ; il n'a pas le type abdominal. Toujours douleurs dans les reins, ventre douloureux au palper surtout au niveau du bord droit de l'utérus. On est obligé de la sonder ; urines peu albumineuses. Pouls à

84 puls., faible et régulier ; temp. 37°,8. Même traitement, plus des injections de morphine et des lavements laudanisés.

Soir. La diarrhée persiste très abondante ; pouls devenu plus faible à 100 puls., un peu plus d'abattement.

Le 5. Sous l'influence d'une cuillerée de sirop de chloral, la malade a eu un peu de repos la nuit dernière ; faciès bon, même abattement ; langue saburrale ; temp. 37°,4 et pouls à 84 puls., faible et régulier.

Soir. La malade a dormi l'après-midi ; pas de céphalalgie ; faciès moins abattu, langue chargée d'un enduit noirâtre et épais ; diarrhée persiste avec moins de coliques. Au palper on fait naître toujours de la douleur qui maintenant s'étend à gauche, aussi forte qu'à droite ; le ventre n'est pas ballonné. Pouls plus fort et à 88 puls.

Le 6. La nuit a été calme ; diarrhée aussi fréquente, fétide et liquide ; les selles sont cependant moins fréquentes, la malade a un peu de ténesme. Pas d'albumine dans les urines. Faciès animé. Quelques douleurs dans la bouche, langue toujours sale, gencives tuméfiées, portant une ulcération sur la branche montante du maxillaire inférieur à gauche et à ce niveau une autre ulcération sur la muqueuse de la joue.

Temp. 37° ; pouls plein et dur, 100 pulsations.

On ajoute au traitement : diascordium et bismuth, et chlorate de potasse.

Le 7. Nuit bonne ; la diarrhée et le ténesme se sont amendés, les tranchées de même. La douleur s'est maintenant localisée à gauche, au niveau du ligament large, le reste du ventre est presque indolore à la pression. Faciès bon, langue toujours chargée, bouche moins douloureuse; pouls à 88 puls.

Le 8. Rien de nouveau; suppression de la glace à l'intérieur; on autorise des potages.

Le 9. Nuit bonne; diarrhée beaucoup diminuée, pas de céphalée, faciès bon, langue toujours sale, stomatite et ulcérations s'atténuent. Pouls à 100.

Le 10. Nuit bonne, la langue se nettoie et la stomatite disparaît de même que la diarrhée. Suspension complète de la glace et de l'opium. Cataplasmes laudanisés sur le ventre.

Le 13. Le mieux se continue; la malade mange depuis 2 jours : diarrhée presque finie.

Le 14. La malade urine seule.

Le 16. État très satisfaisant. Le toucher vaginal révèle, sur le col, la présence d'une déchirure située à droite et en arrière. Les deux lèvres sont écartées et nettement distinctes.

Le 24. Le col est complètement reformé; le cul-de-sac droit est intact, profond et libre. En pénétrant dans le col on trouve l'orifice externe grand ouvert; si on tourne la pulpe du doigt à droite on sent la cicatrice de la déchirure complètement refermée et ne formant plus qu'une ligne. L'utérus encore volumineux remonte à 4 travers de doigt au-dessus du pubis. Le cul-de-sac latéral gauche est déprimé et occupé par une tumeur qui, délimitée par le palper et le toucher combinés, est dure, volumineuse et occupe le ligament large de ce côté. Cette tumeur de la grosseur d'une pomme est parfaitement distincte et complètement indolore. Le doigt ramène un peu de sang.

La malade est autorisée à se lever et passe une heure dans un fauteuil.

Le 25. La malade va bien, passe trois heures dans un fauteuil et essaie de marcher. Aucun incident consécutif.

Le 28. Elle quitte l'hôpital, tout à fait rétablie, quoique un peu faible.

Examen du fœtus. — Il est du sexe féminin, mort pendant le travail. Poids : 3,150 après écoulement du liquide céphalo-rachidien ; longueur totale 58 cent. ; largeur des épaules 18 cent. ; hydrocéphalie : liquide jaune citrin, albumineux pesant environ 1,170 gr.

Après injection de 1,200 gr. d'eau dans la tête, celle-ci présente les diamètres :

$$O\,M - 16\ cent.$$
$$S\,O\,M - 18 -$$
$$O\,F - 15 -$$
$$B\,P - 16 -$$
$$B\,T - 13 -$$

Les commissures labiales sont déchirées à la suite des tractions exercées sur la bouche, et le maxillaire inférieur présente une luxation bilatérale.

Au thorax et aux membres supérieurs rien de particulier. Aux membres inférieurs les articulations coxo-fémorales jouent difficilement et présentent une ankylose incomplète avec une subluxation : ankylose des deux genoux ; pied bot varus équin bilatéral.

Le fœtus a les membres inférieurs fléchis sur le tronc,

les jambes étendues sur les cuisses, en extension forcée ;
les deux pieds sont en varus et semblent avoir été de
chaque côté de la tête.

Les mouvements du membre sont limités quand on
veut le faire tourner, l'abduction, l'extension de la cuisse
est impossible ; on voit se tendre sous la peau de la
région antérieure de la cuisse une sorte de bride. Les
jambes peuvent à peine être fléchies ; l'articulation
fémoro-tibiale ne présente pas de mouvements latéraux.

A la partie supérieure des cuisses, on sent une boule
qui paraît être la tête fémorale. En disséquant la région,
on trouve en effet, la tête du fémur trop volumineuse
pour entrer dans la cavité cotyloïde. Il y a subluxation.

Le tissu adipeux est abondant, surtout dans la région
fessière. Ici les muscles sont légèrement décolorés et
présentent une coloration jaunâtre qui tranche sur celle
des muscles de la région antérieure.

Le muscle psoas est rétracté, de même que le droit
antérieur. Ces deux muscles empêchaient les mouvements
d'abduction et d'extension de la cuisse sur le bassin. Le
second formait la bride sous-cutanée qui disparaît quand
on en a fait la section. Alors aussi on rend aux articulations leurs mouvements. Il y avait seulement de la
raideur purement musculaire.

A la jambe rien d'important à noter ; la vue ne permet
pas de dire s'il y a atrophie des muscles de la région pé-
ronière.

Au pied, rien de particulier à part la déformation.

Une couche de graisse assez épaisse enveloppe toutes

ces régions. On n'a pu faire l'examen de la moelle qui avait été en grande partie détruite par l'opération faite sur le fœtus ; l'examen microscopique du tissu musculaire n'a pas été pratiqué.

Pour mémoire, nous ajouterons : « placenta friable pesant 531 gr. ; cordon, 86 cent. ; insertion centrale ; membranes intactes et liquide amniotique abondant ».

Nous citerons encore une observation publiée par Longuet dans le *Bulletin de la Société de Biologie*, et beaucoup trop longue pour pouvoir être rapportée. Cet auteur a rencontré en même temps que l'hydrocéphalie diverses autres malformations qu'il place sous sa dépendance, telles que : pieds bots, sillons et amputations congénitales, syndactylie....

Afin de ne pas charger notre énumération, nous avons laissé de côté les cas où le spina-bifida seul se produisait en même temps que les pieds bots. Les exemples n'auraient pas manqué et nous aurions pu puiser largement dans les thèses d'Ouvrier, de Thorens, de Morillon, de Delafosse.... Nous nous bornons à considérer le spina-bifida coexistant avec l'hydrocéphalie, sans faire cependant aucune distinction pour les cas où l'hydrorachis existe seule.

Le pied bot est donc très fréquemment relié à l'hydrocéphalie et à l'hydrorachis. Dans le tableau dressé par M. le professeur Lannelongue, dans sa thèse de concours, on remarque qu'il y a 8 fois pied bot et que l'on rencontre 7 fois soit l'hydrorachis, soit l'hydrocéphalie. Cette statistique est basée sur 15,229 naissances, réparties dans un espace de temps de 10 années, de 1858 à

1867. Cela ne veut pas dire qu'il doit y avoir pied bot toutes les fois qu'il y aura hydropisie céphalique ou rachidienne, mais on peut, sans trop s'avancer, dire qu'on a beaucoup de chances de rencontrer une de ces 2 affections quand il existe un pied bot. Cette coexistence fréquente amène tout naturellement la question suivante : N'y a-t-il pas entre l'hydrocéphalie et le pied bot une relation de causalité ?

D'après la statistique du professeur Lannelongue, l'hydrocéphalie serait plus rare que le spina-bifida, puisque l'on rencontre 3 cas de la première catégorie et 4 de la seconde ; un cas présente les 2 à la fois.

Dans un des chapitres qui suivent, nous allons tâcher de montrer de quelle façon la relation peut s'établir.

CHAPITRE II

Historique.

C'est seulement depuis le commencement de ce siècle que les auteurs se sont occupés des rapports qui peuvent exister entre le pied bot congénital et l'hydrocéphalie. Les deux affections étaient connues depuis la plus haute antiquité puisque Hippocrate en parle dans ses œuvres. Mais toujours on les décrivait séparément.

La question paraît commencer avec Béclard qui, en 1817, publia un mémoire sur les fœtus acéphales. Il admet que quelle que soit la cause de l'hydrocéphalie, « si « elle arrive à une époque avancée de la vie intra-utérine, « il pourra en résulter un écartement de la voûte du « crâne et de la partie postérieure et inférieure du rachis, « deux régions où l'ossification est le moins avancée ; si « elle arrive plus tôt, elle pourra produire une hernie « hydrencéphalique ou un spina-bifida plus haut que « dans le cas précédent. La hernie hydrocéphalique peut « exister encore lorsque l'enfant naît, ou bien elle peut « se crever avant et alors il naît anencéphale. Si l'hy- « dropisie se développe dès le commencement de la vie « intra-utérine, il peut en résulter l'absence de la moelle.

« Outre les altérations que l'on rencontre dans tout

« le corps, on peut trouver encore dans les pieds des
« difformités particulières qui sont : 1° la kyllose interne
« ou le pied bot en dedans ; 2° des mutilations plus ou
« moins étendues. Elles se rattachent très bien à la
« même cause que les autres phénomènes. La kyllose
« interne, très fréquente chez des enfants qui ne sont
« point acéphales, dépend toujours chez eux d'un affai-
« blissement de l'action nerveuse ; affaiblissement qui,
« quand il est général, se manifeste, comme on le sait,
« principalement dans les nerfs postérieurs du tronc et
« des membres inférieurs et dans les muscles auxquels
« ils donnent l'irritabilité. Cet affaiblissement ne doit
« pas surprendre lorsqu'il ne reste qu'une partie plus
« ou moins altérée de la moelle épinière ; quant aux
« mutilations des orteils, elles s'expliquent et par la
« diminution de l'action nerveuse qui doit être plus
« marquée que dans les régions qui reçoivent le plus
« de nerfs, et par la diminution de la circulation qui
« doit surtout se faire sentir sur les parties les plus éloi-
« gnées du centre ».

Béclard, on le voit, établit une relation entre les lésions
du système nerveux et les difformités. Il y avait été
amené par l'observation de nombreux cas de malformations qui coexistaient le plus souvent avec une altération profonde des centres nerveux. Ceux-ci voient leur
action diminuer et ne transmettent plus la même irritabilité aux muscles qui sont sous leur dépendance. C'est
le pied bot paralytique qui est admis par Béclard comme
succédant à tous ces phénomènes.

Après lui vint J. Guérin, qui prit une part considérable

à la discussion engagée à l'Académie de médecine sur la nature des pieds bots.

Dans le mémoire qu'il adressa à l'Institut, l'auteur conclut qu'il n'existe pas d'autre cause du pied bot congénital que la rétraction musculaire convulsive ou contracture des muscles de la jambe et du pied. On sait, en effet, combien les affections nerveuses sont fréquentes chez les enfants, et l'idée de l'existence de cette maladie dans le sein de la mère doit être acceptée.

Frappé de ce fait que, chez les monstres anencéphales avec spina-bifida complet, les articulations peuvent présenter toutes les déformations imaginables, J. Guérin a étudié les muscles dans ces cas, et constamment il a trouvé l'existence de la contraction musculaire subordonnée à une affection du système cérébro-spinal qui avait détruit plus ou moins complètement le cerveau et la moelle. Dans les cas où les lésions étaient moins considérables, il a encore trouvé nombre de fois avec le pied bot d'autres lésions articulaires. Lorsque la déviation du pied était la seule difformité existante, il a pu encore retrouver du côté de la face des traces non équivoques d'une affection convulsive.

Ayant vu des pieds bots se produire après la naissance sous l'influence de la rétraction musculaire due à des convulsions, J. Guérin a conclu que dans les cas de simples difformités congénitales bornées à une seule articulation, la cause était la même que dans le cas de monstres anencéphales, c'est-à-dire la rétraction, mais touchant à zéro d'action et produite alors par une altération très limitée des centres nerveux ou simplement

par une affection périphérique de l'une ou de l'autre de
ses dépendances.

Et les affections du système cérébro-spinal qui produisent le pied bot pendant la vie intra ou extra-utérine
ne sont pas seulement celles reconnaissables à l'altération matérielle des tissus ou des enveloppes du cerveau
et de la moelle, mais encore celles qui ne sont accusées
que par un trouble général fonctionnel, par des traces
de convulsions avec ou sans paralysies, lesquelles dé-
pendent bien aussi d'une modification physique quel-
conque du système nerveux.

Entre Béclard et J. Guérin existait une différence capi-
tale. Tandis que le premier faisait dépendre les malformations d'un affaiblissement du système musculaire,
le second ne voyait là qu'une exagération dans l'action
de ces mêmes organes à tel point que pour lui la contraction, ou plutôt la contracture, devait fatalement
aboutir à la rétraction fibreuse du muscle.

Ces deux auteurs sont à peu près les seuls qui se
soient attachés à montrer les relations qui nous occupent. Après eux tous ceux qui ont traité de la question
de l'origine du pied bot ont surtout envisagé les lésions
du système nerveux en général, sans parler plus spécia-
lement de l'hydrocéphalie que tous ou presque tous ont
traitée comme une simple coïncidence.

Houel, cependant, en 1853, dans une communication
qu'il fit à la Société de biologie, sur un cas d'ectromélie
avec hydrocéphalie, s'était demandé si l'absence d'un
membre n'était pas consécutive à une lésion cérébrale.

Chassinat, dans le travail qu'il publia en 1864 dans la

Gazette médicale, faisait une exception en faveur de l'hydrorachis.

Plus récemment, Golay et Longuet, à propos d'observations qu'ils ont publiées, n'hésitent pas à mettre toutes les lésions diverses qu'ils ont rencontrées sur le compte d'une altération multiple des centres nerveux, traduite par l'hydrocéphalie.

Par contre, tous les auteurs qui ont eu à traiter du pied bot ont parfaitement saisi la relation de causalité qui lie la déformation du pied à un spina-bifida existant chez le même malade.

Bouvier et Giraldès avaient démontré que les lésions que l'on trouve en même temps que le spina-bifida sont sous la dépendance d'une lésion de la moelle et de ses nerfs. Leur opinion était opposée à celle de J. Guérin. Dans aucune des dissections qu'ils avaient faites, ils n'avaient trouvé la contracture et la rétraction musculaires. Bouvier disait à l'Académie, en 1842 : « J'ai disséqué un certain nombre de muscles affectés de contracture ancienne, j'affirme que je n'ai jamais vu la transformation de la partie charnue en fibreuse ou tendineuse, J'ai vu les muscles s'atrophier à la longue, pâlir, s'amincir, disparaître en partie, mais jamais ils ne deviennent fibreux ».

Broca, de 1849 à 1851, vint apporter de nombreux faits à l'appui de l'opinion de Bouvier, dans des communications faites à la Société anatomique. Breschet n'avait jamais remarqué les phénomènes décrits par J. Guérin.

Depuis lors, de nombreux faits ont été publiés, plusieurs discussions ont eu lieu. Mais les auteurs traitant la question de plus haut ont surtout parlé de l'origine nerveuse du pied bot en y comprenant le cas particulier d'hydrocéphalie et d'hydrorachis. Dans cet ordre d'idées, on trouve les remarquables thèses de Laborde (1864), de Morillon (1865), de Thorens (1873) et de Delefosse (1874), et les thèses de concours du professeur Lannelongue (1869) et du D' Schwartz (1883). Le professeur Panas explique le peu de lésions musculaires trouvées à la naissance par la faible dose de rétraction qu'il faut pour amener une déviation pendant la vie intra-utérine.

Diverses observations ont été recueillies avec ou sans spina-bifida. Quelques-unes sont accompagnées de l'examen des centres nerveux. Grohé a noté une diminution des éléments nerveux de la substance grise de la moelle avec augmentation du tissu cellulaire. « A la partie supé-
« rieure de la moelle on trouve, dit-il, un grand nombre
« de corps granuleux ; il y en a moins à un niveau plus
« inférieur, il y a en place des éléments celluleux, des
« tractus connectifs comme cicatriciels. La substance
« blanche est altérée. A la partie supérieure on voit des
« fibres à double contour dont le diamètre diminue quand
« on les observe à un niveau plus inférieur ; on y trouve
« des corps opaques. Le nerf sciatique gauche est grêle ;
« les fibres sont interrompues par des éléments nu-
« cléaires, fusiformes. »

Remak a aussi publié les remarques qu'il a faites dans un cas de pied bot paralytique avec spina-bifida. « Il
« s'agit d'un spina-bifida lombo-sacré avec myélo-ménin-
« gocèle comme il résulte des symptômes observés, entre
« autres de l'incontinence absolue de l'urine ; le pied

« bot congénital (varus double) facile à redresser, dépend
« ici uniquement de la contracture du tibial antérieur.
« Il y a donc un défaut d'innovation dont il y a lieu de
« rechercher la localisation. On pourrait croire à une
« altération de la queue de cheval en admettant que la
« moelle se termine à la hauteur de la première vertèbre
« lombaire, comme dans les conditions normales. Mais
« on sait que dans le spina-bifida lombo-sacré avec myélo-
« méningocèle la moelle dépasse cette vertèbre et grâce
« à des adhérences fœtales se prolonge dans le sac jus-
« qu'à la dépression centrale ; le fait a été démontré par
« Virchow et par Bergmann. » Et Remak conclut « que
« dans ce cas la portion supérieure du renflement lom-
« baire s'est normalement développée (les muscles de
« la cuisse présentent leur contractilité normale), tandis
« que la portion inférieure, celle qui innerve dans les
« muscles de la jambe à l'exception du tibial antérieur,
« s'est arrêtée dans son développement. »

Une observation importante est celle de Michaud qui
nous rapporte l'autopsie d'une femme de 70 ans chez qui
il existait deux foyers de myélite en même temps qu'un
double pied bot congénital. Il y avait sclérose des cordons latéraux. Au niveau de ces foyers de myélite les
cornes postérieures de la substance grise et la substance
blanche des cordons postérieurs et des cordons latéraux
avaient subi des déformations particulières. Se fondant
sur le développement de l'axe cérébro-spinal, l'auteur
considère ces déformations singulières comme le vestige
et l'indice certain d'une lésion de la moelle épinière remontant à une époque de la vie fœtale où le système

nerveux central était en voie d'évolution. Il s'agirait donc, dans ce cas, d'une myélite partielle survenne pendant la vie intra-utérine et c'est consécutivement à cette myélite que se serait produit le pied bot ; cette difformité serait survenue par un mécanisme identique à celui qui détermine les attitudes vicieuses des membres affectés de contracture permanente chez les adultes atteints de myélite partielle avec sclérose consécutive des cordons latéraux.

Thorens, dans sa thèse, donne deux observations où la lésion centrale qui avait déterminé le pied bot était nettement caractérisée.

Obs. VIII. — Gibb, cité par Bouchut (*Maladies des enfants*).

Une femme enceinte ayant reçu un coup violent sur l'abdomen donna trois mois après naissance à un enfant mort-né qui avait le côté gauche, les doigts, le coude, les orteils et le genou tellement raidis dans la flexion qu'on ne put étendre ces jointures sans rompre les tendons. L'autre côté n'offrait rien de pareil. A l'autopsie, on trouva un caillot ancien dans l'hémisphère droit au-dessus du ventricule latéral. Le pariétal correspondant était dénudé ; il y avait à ce niveau une ecchymose très étendue.

Obs. IX. — Leale (*American Journal*, juillet 1870).

Pied bot talus direct, main bote palmaire, muscles atrophiés ; apoplexie méningée intra-utérine. La mère avait subi une violence extérieure au septième mois de la grossesse.

Tous les cas de pied bot n'ont pas présenté de lésion nerveuse aussi nette. Dans le cas de Béringier, il y avait en même temps paraplégie et cependant l'auteur ne signale aucune lésion, sauf l'épanouissement de la moelle au niveau de la région lombaire. L'examen de la moelle fut négatif chez un sujet atteint de double pied bot congénital et observé par MM. Coyne et Troisier. Ils trouvèrent seulement « le nerf tibial postérieur un peu plus gros que d'habitude. Sur des coupes après durcissement on remarque que le névrilemme et les prolongements qui s'en détachent pour pénétrer dans l'intérieur du nerf étaient un peu épaissis. Le canal central de la moelle était oblitéré par une accumulation de cellules qui tapissent l'épendyme... »

Des expériences ont été faites par Vulpian pour rechercher l'origine des malformations. Il annonça en 1872, à la Société de biologie, que « par des piqûres faites dans la « région de la moelle il avait pu produire une certaine « déformation de la queue des têtards sur qui il avait « expérimenté. Ils avaient la queue constamment tordue « sur elle-même, déviation probablement engendrée « par des contractions spasmodiques, permanentes au « moins pendant un certain temps, des muscles de cet « appendice ». Vulpian ajoute :

« Il y a là, comme résultat de la lésion médullaire et « comme mécanisme pathogénique, quelque chose qui « rappelle le mode de production admis par certains « auteurs pour le pied bot congénital. »

Nous citerons également les expériences de MM. Mairet et Combemale qui ont réussi à produire des malformations nombreuses chez les petits, en soumettant, lentement et pendant un temps assez long, la chienne à l'intoxication alcoolique.

C'est le commencement de la période expérimentale.

D'ailleurs les auteurs sur l'observation desquels on s'appuie pour faire les objections les plus graves à l'origine nerveuse du pied bot, MM. Coyne et Troisier, disent en parlant du cas de Michaud : « ... Ce fait vient « à l'appui de la théorie des convulsions intra-utérines « (Rudolphi, J. Guérin) à laquelle il manquait une « démonstration anatomique réelle ». Et plus loin : « M. Vulpian a émis l'hypothèse que certains pieds bots « de naissance et les luxations dites congénitales devaient « tenir à une lésion des cornes antérieures de la substance grise de la moelle épinière semblable à celle « qu'on observe dans l'atrophie musculaire infantile « (paralysie essentielle de l'enfance). En effet, dans cette « affection, il se produit des difformités qui offrent la « plus grande ressemblance avec celles qu'on observe « quelquefois à la naissance et il est permis de supposer « qu'elles ont la même origine. Ce qui complète encore « l'analogie, c'est la nature des altérations musculaires, « dans certains cas de pieds bots, à peu près identiques « à celles qu'on trouve dans la paralysie musculaire « infantile ».

En somme, c'est la théorie de Béclard qui revient, un peu rajeunie par les découvertes qui ont été faites dans le domaine de l'anatomie et de la physiologie des centres nerveux. Aujourd'hui, avec la puissance des moyens d'investigation, il est permis d'espérer que l'on connaîtra d'une manière plus précise les lésions du système cérébro-spinal qui donnent lieu au pied bot. Mais bien que l'embryologie ait fait depuis un demi-siècle, des progrès immenses, elle ne peut donner de ces phénomènes une explication qui ne soit à l'abri de quelque attaque. La voie est encore ouverte aux hypothèses.

CHAPITRE III

Pathogénie.

Nous n'avons pas à examiner ici les différentes théories qui ont été émises pour expliquer la production des pieds bots. Nous admettons en principe la théorie musculo-nerveuse, nous croyons en effet que ces déviations patho-logiques des membres sont sous la dépendance d'une lésion nerveuse apparente ou cachée, et que la lésion est d'autant plus marquée que l'époque où elle s'est produite pendant la vie intra-utérine, est plus éloignée de la nais-sance.

Nous voulons seulement essayer de montrer dans ce chapitre comment le pied bot peut avoir quelques rap-ports avec l'hydrocéphalie ou l'hydrorachis. Notre pré-tention n'est pas de dire qu'un fœtus porteur de pieds bots doit être hydrocéphale, mais de faire voir de quelle façon, chez un enfant qui se trouve placé dans les con-ditions voulues, peuvent se produire les malformations qui nous occupent.

Mais avant, qu'il nous soit permis d'entrer dans quel-ques détails préliminaires. Bien que les causes de l'hy-drocéphalie ne soient pas encore très connues, la majorité des auteurs s'accorde à admettre comme pouvant engendrer cette affection : la consanguinité, la vieillesse ou déchéance physique des parents, l'alcoolisme, l'ébriété du père au moment de la conception, la syphilis (Lancereaux et Fournier). Breschet, cité par Urbe, aurait observé chez une même femme six grossesses qui toutes se terminèrent au 6e mois par l'expulsion d'enfants morts et hydrocéphales. Gœlis aurait fait aussi de son côté les mêmes constatations dans un cas qu'il lui fut donné d'observer. Or ce sont là tous les phénomènes qui se passent dans les cas de syphilis de l'un des conjoints, et il y a bien des chances pour que l'un des parents, dont veulent parler les deux auteurs précédents, fût atteint au moment de la conception de l'affection spécifique.

Il paraît prouvé que le crétinisme alterne volontiers avec l'hydrocéphalie dans une même famille, et qu'une femme qui a donné le jour à un hydrocéphale peut en procréer plusieurs autres. M. Guéniot dans une observation d'hydrocéphalie prise à la Maternité remarqua que la mère était idiote, et Stoltz rapporte un fait de même nature et donna ses soins à une femme sourde, goitreuse et crétine. Le père de l'enfant observé par Béringier était épileptique.

On voit donc à l'étiologie de l'hydrocéphalie toutes les causes susceptibles de débiliter l'organisme et de créer, pour ainsi dire, un vice dans le germe ; vice qui tiendra surtout à la diminution dans le nombre et la vitalité des organismes contenus dans la semence. Le produit est sous le coup de l'hérédité qui va peser sur lui, en ne permettant pas de réagir suffisamment et par conséquent subira sans pouvoir leur échapper toutes les influences mauvaises. Chez le fœtus cela va se traduire par des troubles dans la circulation, l'innervation. De même que les dégénérés il est exposé à des accidents nerveux fort graves, et comme Delpech le dit si bien : « les affections « nerveuses et convulsives qui se produisent chez les « enfants après la naissance peuvent parfaitement les « atteindre pendant leur vie intra-utérine ».

Dans l'hydrocéphalie quelle que soit la quantité de liquide contenue dans les ventricules, la substance cérébrale subit une compression variable avec la quantité de l'épanchement. Il y a en même temps altération du tissu nerveux. Quelquefois on trouve un peu de ramollissement, la cellule nerveuse est dégénérée. Sous l'influence de cette altération des centres nerveux la nutrition languit, sans être fortement atteinte et dès lors, tout ce qui va atteindre le fœtus trouvera dans le système cérébro-spinal un locus minoris resistentiæ. Des lésions pourront se produire et dans ce cas, étant données les mêmes causes, les effets seront bien plus considérables que chez des sujets sains et de souche saine.

Nous considérons donc l'hydrocéphalie et l'hydrorachis comme des causes qui facilitent la production des pieds bots ; elles en sont un facteur important, mais à qui il ne faut pas en rapporter entièrement la cause.

La déviation varie avec le siège de la lésion nerveuse, et il n'est pas rare de rencontrer un pied affecté de varus quand l'autre est en valgus. Dans ces manifestations diverses il y a à tenir compte de l'étendue de l'affection médullaire et aussi de la hauteur où elle s'est produite dans l'axe cérébro-spinal. C'est ce qui explique pourquoi on rencontre dans certains cas de la paraplégie et pourquoi dans l'hydrocéphalie, les lésions sont le plus souvent symétriques.

Dans la plupart des observations que nous avons dépouillées, les auteurs avaient rencontré la variété paralytique du pied bot. Deux cas seulement, celui de Dubrueil et celui de Grohé, seraient conformes à la théorie de J. Guérin. Mais chez quelques sujets on a pu observer un certain degré de rétraction dans les muscles dont l'action est opposée à ceux qui étaient atteints par la paralysie et c'est ce qui a pu faire croire à quelques auteurs que le pied bot n'était que la conséquence d'une contracture.

Nous croyons le contraire.

En effet, prenons un exemple général. Si la paralysie atteint les muscles fléchisseurs, la portion du membre affectée restera sous l'action des antagonistes. Les extenseurs mettront cette portion du membre dans une position vicieuse, la contraction deviendra permanente parce qu'il n'y aura plus de force pour contrebalancer l'action de ces muscles. Il se produira alors un certain degré de rétraction dans les muscles contractés, rétraction qui fait suite à la dégénérescence qui frappe le muscle du moment où ses fonctions sont abolies. Sous l'action de la paralysie ces lésions peuvent aller plus loin et Houel a constaté l'absence complète des muscles fessiers dans un cas où il existait une flexion forcée des membres sur le tronc avec pieds bots valgus, à leur place on remarquait un coussinet adipeux.

Dans tous les cas, on a rencontré la dégénérescence. Breschet, Broca sont très affirmatifs sur ce point puisqu'ils disent que jamais il ne leur est arrivé de trouver un muscle atteint de rétraction.

Il est cependant bien extraordinaire de rencontrer des sujets porteurs de pieds bots chez qui on ne trouva pas, à l'autopsie, des lésions nerveuses ou musculaires capables d'expliquer les déformations du pied. Nous nous rallions sur ce point à l'opinion de M. le professeur Panas qui pense qu'une petite influence seule est nécessaire pour déterminer la lésion musculaire. Il en est de même dans certaines maladies nerveuses, dans lesquelles la lésion n'existe pas ou n'a pas eu le temps de se fixer, et qui se sont cependant manifestées par des symptômes caractéristiques.

C'est ce qui nous porte à penser que tout pied bot est soumis à une lésion nerveuse dont la trace est plus ou moins accessible à nos investigations. Nous assimilerons volontiers les pieds bots congénitaux aux pieds bots consécutifs à la paralysie infantile. Dans les deux cas, les effets sont absolument les mêmes, les lésions peuvent être identiques. Nous croyons qu'il n'y a entre elles qu'une différence de temps ; les unes sont produites avant la naissance, les autres après.

Aussi, en reconnaissant l'origine nerveuse du pied bot, en admettant que les causes qui le produisent sont les mêmes chez le fœtus et chez l'adulte, dirons-nous que la production en est facilitée, si les centres nerveux ne présentent pas leur intégrité normale et surtout s'ils sont exposés aux modifications que leur fera subir l'hydrocéphalie et l'hydrorachis.

CONCLUSIONS

Comme conclusions nous croyons pouvoir dire :

I. — Que les enfants hydrocéphales constituent une variété de dégénérés.

II. — Que les pieds bots se rencontrent dans un très grand nombre de cas d'hydrocéphalie et d'hydrorachis.

III. — Qu'ils sont produits par une lésion du système nerveux cérébro-spinal.

IV. — Que ces lésions sont plus facilement produites chez un enfant hydrocéphale que chez un enfant sain.

BIBLIOGRAPHIE

Archambault. — *Société de biologie*, janvier 1863.

Banga. — In *Revue de Hayem*, t. XI, p. 278.

Beaumont. — *The Lancet*, 11 février 1888.

Bécourt. — *Gazette médicale de Strasbourg*, 1846, p. 25.

Budin. — In Thèse de POULLET.

Bourgarel. — *Archives de médecine navale*, 1868, Rochefort.

Béclard (J.). — *Bulletin de la Faculté de médecine de Paris*, 1817. Mémoires sur les fœtus acéphales.

Bouvier. — *Bulletin de l'Acad. de méd.*, 1837. — *Dict. de méd. et de chirurgie pratiques*, 1835. Art. Pied bot.

Bérangier. — *Société anatomique*, décembre 1879.

Cruveilhier. — *Atlas d'anatomie pathologique*, 1862, 4e volume.

Coyne et **Troisier.** — *Archives de pathologie*, 1872, page 655.

Dupuy (E.). — *Bull. Soc. anat.*, 5e série, t. IX, janvier 1874.

Depaul. — *Bulletin Soc. anat.*, 1842.

Duméril. — Thèse de concours, 1848.

Degaille. — Thèse de Paris, 1850.

Delefosse. — Thèse de Paris, 1874.

Dareste (G.). — *Recherches sur la production artificielle de monstruosités*, 1877.

Delpech. — *Chirurgie clinique de Montpellier*, 1823. — *Traité de l'orthomorphie*, 1827.

Grippat. — *Bull. Soc. anat.*, 5e série, t. VIII, p. 172 et 672.

Gaucher. — *Bull. Soc. anat.*, 1879, p. 545.

Golay. — *Annales de gynécologie*, t. V, p. 253, 1876.

Gosselin. — *Mém. Soc. de biologie*, 1852.

Guéniot. — In Thèse de HERRGOTT.

Guérin (J.). — *Mém. et rap. à l'Acad. des sciences*. 1837. — *Bulletin de l'Acad. de méd.*, 1838 et 1879, 2e série, t. VIII, no 41.

Giraldès. — *Leçons cliniques*, 1869.

Herrgott (F.-J.). — In Thèse de Alph. HERRGOTT, 1878.

Herrgott (Alph.). — Thèse d'agrégation, 1878.

Houel. — *Société de biologie*, 1853, p. 211. — *Gazette hôpitaux*, 1873.

Longuet. — *Société de biologie*, 1er avril 1876. — *Revue de Hayem*, t. IX, p. 201.

Lallemand. — *Recherches anatomico-pathologiques sur l'encéphale*, 1834.

Lannelongue. — Thèse d'agrégation, 1869.

Laborde. — Thèse de Paris, 1864.

Morillon. — Thèse de Paris, 1865.

Martin (F.). — *Mém. à l'Acad. de méd.*, 1838.

Maygrier. — *Bulletins et mémoires de la Soc. obstétricale et gynécologique*, février 1890.

Michaud. — *Archives de physiologie*, 1870-71, p. 586.

Nivert. — *Arch. générales de médecine*, t. XIII, 1re série.

Ouvrier. — Thèse de Paris; 1869.

Pinard. — *Soc. anat.*, 5e série, t. VIII, p. 685. — Art. Fœtus, in *Dict. encyclopédie des sciences médicales*, p. 548.

Poullet. — Thèse d'agrégation, 1880.

Pilliet. — *Progrès médical*, 22-29 sept. 1880.

Panas. — Art. Orthopédie, in *Nouveau dict. de méd. et de chir. pratiques*, t. XXV, Paris, 1878.

Quincke. — *Correspblatt. f. Schweitz Aerzte*, n° 7, p. 190. Berne.

Rohmer. — *Dict. encycl. des sc. méd.*, 4e série, t. XIV. Art. Hydrorachis.

Remak. — *Gazette hebdomadaire*, 11 déc. 1885, p. 820.

Stoltz. — In Thèse de HERRGOTT.

Soyre (de). — In Thèse de HERRGOTT.

Simpson (A.). — In Thèse de POULLET.

Sanné. — Art. Hydrocéphalie, in *Dict. encyclop. des sc. méd.*, t. XIV, 4e série.

Schwartz. — Thèse d'agrégation, 1883.

Thorens. — Thèse de Paris, 1873.

Ulcoq. — Thèse de Paris, 1881, n° 90.

Vulpian. — *Soc. de biologie*, 1861 et 21 juin 1870. — *Arch. de physiologie*, 1872, p. 90.

IMPRIMERIE LEMALE ET Cie, HAVRE